Td $^{132}_{14}$

DES AFFECTIONS LÉPREUSES

DANS LES RÉGIONS INTERTROPICALES,

PAR

Le Docteur ROUX (de Brignoles) Fils,

Médecin-Adjoint de l'Hôtel-Dieu,
Secrétaire-général de la Société Impériale de Médecine de Marseille,
Ex-Chirurgien de 2me Classe de la Marine Impériale,
Membre correspondant des Sociétés de Médecine pratique de Paris, Montpellier, Nîmes,
des Sociétés Impériales de Médecine de Constantinople, de Toulouse, etc.

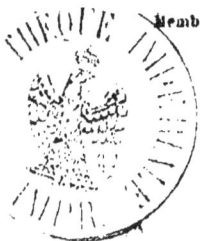

———

(Lu à la Société Impériale de Médecine de Marseille).

MESSIEURS,

L'histoire des diverses acceptions du mot lèpre est tellement embrouillée dans les auteurs anciens, et un si grand nombre de variétés ont été admises par des pathologistes modernes, que nous éviterons, avec soin, tout étalage d'érudition inutile pour nous maintenir dans les limites d'une question pratique.

Nos colonies de l'ancien et du nouveau monde, ont présenté des deux côtés de l'Équateur, les affections dont je vais examiner quelques côtés : sous chaque ligne isotherme nous retrouvons, sauf quelques nuances, les mêmes caractères; et nous sommes fondés à les considérer comme des maladies de même nature.

1858

C'est dans le Brésil, à là Guyane française, au Sénégal, à Madagascar, à Bourbon, dans le Bengale, aux
Antilles, qu'il nous a été donné d'étudier les manifestations d'une maladie devenue rare en France, mais
dont nous retrouvons encore quelques exemples en
Provence (1).

On désignait autrefois sous le nom de *malandrosi,*
lépreux, les individus attaqués de l'éléphantiasis des
Grecs, de l'éléphantiasis des Arabes, de la lèpre écailleuse
ou de toute autre affection chronique de la peau : aussi
Lactance les nommait-il indifféremment *leprosi, élé-
phantiasi*. Je ne voudrais pas pour beaucoup, que le
sens du mot lèpre redevînt aussi vague et aussi indé-
terminé que par le passé, et j'admets très-bien que l'on
isole dans des groupes distincts l'éléphantiasis des Grecs
ou léontiasis, l'éléphantiasis des Arabes, ou jambes
des Barbades, la lèpre squammeuse, les formes graves
de psoriasis et d'impétigo. Mais tout en adoptant une
distinction entre les groupes des dermatoses hideuses
qu'Aétius et Arétée, avaient nommées léontiasis, et
l'affection squammeuse à plaques circulaires d'Actua-

---

(1) A Vitroles (B.-du-Rh.), il existe encore des familles chez
lesquelles la lèpre est héréditaire.

Dans les pays tempérés et dans le nord l'observateur découvre
des maladies squammeuses et ulcéreuses dont le type s'éloigne
du psoriasis, mais nous doutons que le mal de Crimée (lèpre
des Cosaques), dont aucun de nos confrères de l'armée n'a fait
mention, ressemblé beaucoup au mal des Colonies, à moins
qu'il n'ait été importé par des troupes russes après une expé-
dition en Perse. Quant à la lèpre de Norwège, elle s'éloigne
aussi des affections des pays chauds.

rius à laquelle Willan, Bateman et Rayer ont réservé le nom de lèpre, nous croyons que ce dernier auteur est allé trop loin en disant que ces groupes de dermatoses tuberculeuses et squammeuses n'auraient jamais dû être rapprochés. Les dermatologistes modernes, en cherchant à séparer en groupes distincts, les genres d'une grande famille, se sont trop exclusivement complus dans l'examen des manifestations extérieures ; de là, l'abandon des divisions et dénominations d'Alibert (lèpre squammeuse, crustacée, tuberculeuse). Cette préoccupation trop exclusive des altérations de la peau les a entraînés à des erreurs de pronostic et à des jugements erronés sur les moyens thérapeutiques employés par eux.

La lèpre écailleuse et la lèpre tuberculeuse, règnent également entre les deux tropiques, mais elles y acquièrent une gravité dont les médecins de Paris ne se sont pas toujours fait une juste idée. C'est le mal rouge du Sénégal, le Cocobé de Cayenne, qui fait le plus de ravages.

Une tache rouge d'une ligne de diamètre, apparaît sur les épaules d'un nègre ; pour un observateur négligent, c'est là, chose insignifiante; pour le médecin attentif, c'est un indice terrible, précurseur d'une affection mortelle. Une épingle piquée sur cette tache, révèle l'insensibilité de la peau envahie par le mal, et cet homme si plein de vigueur et de santé apparente devra être relégué dans une léproserie où quelque mois après vous le verrez amaigri, ladre, couvert d'ulcères, privé de ses phalanges, l'haleine fétide, la voûte palatine noirâtre d'abord, puis sillonnée d'une solution de continuité médiane, etc. victime résignée à une mort lente et dont rien ne peut enrayer l'approche.

Ce n'est point seulement la lèpre léontine qui se termine d'une manière aussi horrible, la lèpre écailleuse prend aussi quelquefois la forme ulcéreuse, et se termine par la mort. Aussi pour nous; ce sont là des manifestations différentes d'une même affection, deux genres de la même famille présentant des espèces et des variétés nombreuses.

Le voisinage des grandes articulations, est le plus souvent le siége des premiers symptômes. Les épaules, les hanches, les genoux et le coude, le sont de préférence dans la lèpre écailleuse; les parties génitales, les jambes, la face, les seins etc., dans la lèpre tuberculeuse ; mais ce sont les phalanges des pieds et des mains qui dans toutes les manifestations de l'éléphantiasis sont rapidement envahies ; les ongles épais, rugueux et opaques, d'un jaune sale, se recourbent à leur extrémité, leur surface est inégale, irrégulière. Bientôt l'ongle tombe et fournit une sanie plus ou moins abondante.

Mais il est encore d'autres caractères communs ; souvent il s'opère dans les doigts des extrémités thoraciques et abdominales, une sorte de travail de retrait, une résorption de phalanges, qui fait que les ongles paraissent comme implantés sur la tête des métacarpiens ou métatarsiens. Cet état précède de très-près l'ulcération et s'accompagne presque toujours d'une insensibilité très-étendue.

Un seul exemple suffira pour attester combien le mot ladre est encore applicable aux lépreux. Deux négresses envoyées à la léproserie de Cayenne (la Carouanie), causaient en plein air en attendant le pansement. L'une d'elles avait détaché les pièces d'appareil qui enveloppaient ses jambes et ses mains dénudées par l'ulcération ; un oiseau de basse-cour s'approcha d'elle et se mit à déchiqueter et arracher des lambeaux de tissu adipeux, sans que cette femme s'en aperçût. Il fallut que l'autre commère l'en prévint pour qu'elle frappât du dos de sa main décharnée sur la volatile effrontée.

Nous lisons dans l'œuvre de Rayer à propos de la lèpre : « *Cette affection paraît être essentiellement locale; la lèpre n'étend pas ordinairement son influence au-delà des parties de la peau qu'elle attaque.* »

Cette observation peut être exacte pour le psoriasis et ses variétés, pour la *lepra vulgaris* ; mais pour le mal rouge (le cocobé), la lèpre maligne, cette opinion est inadmissible. Écailleuse ou tuberculeuse , cette affection présente à son début un caractère essentiel qui démontre que l'organisme est profondément atteint. C'est un signe aussi pathognomonique que l'insensibilité de la tache rouge ou brune ; je veux parler de la démarche toute particulière du lépreux , bien avant qu'une altération notable de la peau vienne éveiller l'attention du malade, du maître, de la famille ou d'un médecin.

Je citerai un exemple : Un ancien magistrat habitant la colonie de Cayenne donnait dans sa maison une fête. Assis devant une fenêtre, il causait avec ses amis et regardait avec bonheur quelques jeunes membres de sa famille s'ébattre joyeusement dans son jardin , quand on l'entendit jeter un cri d'effroi et donner tous les signes d'un violent désespoir : Interrogé par ses amis ; « mon fils a la lèpre , dit-il en montrant dans le jardin un grand garçon qui passait ; voyez comme il marche. »

Et en effet bien qu'aucun signe manifeste, autre que la déambulation n'eût trahi encore la maladie , cependant ce jeune homme avait réellement contracté la lèpre par son commerce avec une femme lépreuse , et il succomba plus tard à Paris , dans une maison de santé , après avoir été longtemps soigné par Alibert.

La démarche du lépreux est caractéristique , il envoie sa jambe comme s'il voulait battre ou écraser quelque chose avec le pied.

L'*Etiologie* de la lèpre est obscure , elle est endémique dans les chaudes régions intertropicales, et il est difficile d'indiquer constamment pourquoi tel individu est devenu lépreux.

Mais ce qui ne peut être contesté, c'est : 1° que la lèpre est héréditaire ; 2° *que la lèpre maligne est transmissible par le contact médiat ou immédiat.*

Cazenave et de Schedel ont écrit à propos de l'éléphantiasis des Grecs, p. 372 : « On a dit qu'il était contagieux , héréditaire. Toutes ces opinions sont loin d'avoir été confirmées par l'expérience. Seulement, s'il paraissait constant qu'il pût se transmettre par hérédité , il n'en serait pas moins certain qu'il n'est pas constamment héréditaire ; quant au caractère contagieux qu'on lui a supposé, des faits bien constatés ont démontré le peu de valeur de cette assertion. »

Je lis dans l'ouvrage de M. Rayer : « Le mari et la femme peuvent habiter ensemble sans se la communiquer. Tout ce qu'on a écrit sur la prétendue contagion de la lèpre est inexact et, sous ce rapport, on a tiré les inductions les plus fausses de l'établissement des léproseries pendant les VIII, IX et Xe siècles. On ne peut également apporter aucune espèce de confiance à l'observation citée par Niebuhr, d'un lépreux qui, en envoyant à une femme du linge du lazaret lui communiquait la lèpre et pouvait ainsi la faire admettre à l'hospice. » Ces assertions peuvent être vraies pour la psoriasis, la lèpre vulgaire, telle que M. Rayer l'a décrite et certaines formes tuberculeuses bénignes. Mais à coup sûr cette doctrine est dangereuse à propager dans nos colonies. En voici la preuve : Lorsque M. Roux Simon, membre correspondant de votre compagnie, prit la direction du service de santé dans la Guyanne française, la lèpre avait fait de grands progrès à Cayenne et dans la colonie. Le médecin en chef (M. Guilbert) qui l'avait précédé, imbu de la doctrine de la non transmissibilité de la lèpre, avait déclaré partout dans toutes les réunions des colons, au gouvernement, etc., que la lèpre n'était pas contagieuse ; que c'était une inhumanité de séquestrer les lépreux à la Carouanie, qu'il s'était trouvé souvent à table et ailleurs, en contact avec des lépreux sans l'avoir jamais vu la lèpre se transmettre, etc. Les résultats de cette doctrine se

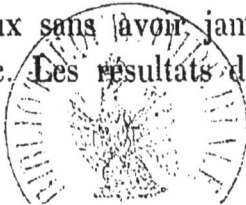

firent jour rapidement, les créoles gardèrent les nègres contaminés à l'habitation ; mais bientôt la lèpre s'étendit, fit d'affreux ravages. Les propriétaires d'esclaves en perdirent un très-grand nombre et furent obligés d'envoyer beaucoup de malades à la léproserie pour arrêter la propagation de cette maladie.

M. Guilbert avait raison pour ce qui regarde l'affection lépreuse bénigne, qu'elle soit squammeuse ou tuberculeuse ; dans ses grands voyages il avait pu rencontrer et fréquenter impunément de pareils malades. Nous aussi nous avons serré souvent la main à un mulâtre qui présentait des signes incontestables d'une lèpre tuberculeuse contractée à Cayenne. Nous connaissons à Marseille une famille qui ne s'est jamais éloignée d'un de ses membres atteints d'une horrible lèpre léontine dont il est mort. La servante dévouée qui le pansait pendant la période ulcéreuse n'a jamais pris la lèpre. Le perruquier que vous a présenté M. Martin offre, selon moi, un bel exemple d'éléphantiasis des Grecs, et cependant, il n'a transmis la maladie à aucune personne de son entourage.

C'est qu'en effet, il est des affections lépreuses bénignes dont les progrès s'effectuent très-lentement, qui se terminent rarement par la mort, et qui ne se transmettent que rarement par le contact. Mais dans les pays chauds, à coté de ces affections bénignes, il y a le mal rouge, le coco-bé, la lèpre maligne tuberculeuse ou squammeuse qui se transmet par la cohabitation, par un contact médiat, et dont la guérison spontanée ou provoquée par l'art n'a jamais été observée exactement.

Le nombre des jeunes gens qui, dans les colonies, ont contracté leur maladie par leur commerce avec des négresses ou des mulatresses lépreuses, est certainement considérable ; quant à la propagation par contact médiat, en voici un exemple :

Un Européen avait été amené par la misère à accepter la place de concierge d'une des léproseries de la Guyane ; il était là depuis quelques années avec sa femme et ses enfants dans un état de santé assez convenable ; lors qu'arrive à l'établissement un noir atteint de la lèpre. Cet homme avait parmi ses effets deux chemises de laine toute neuves qu'il assura n'avoir jamais mises. Emplette fut faite, et le gardien fit usage de ces chemises ; mais bientôt la lèpre se déclara chez cet homme qui la transmit à sa femme et à ses enfants.

Nous pourrions citer bien d'autres exemples de transmission de la lèpre, nous croyons ceux que nous avons indiqués suffisants.

Les insectes eux-mêmes peuvent quelquefois transmettre le pian d'un individu à un autre, pourquoi ne transmettraient-ils pas les autres variétés.

Thérapeutique. — Tant de moyens ont été essayés contre la lèpre que je m'abstiens volontiers de les passer en revue.

Je veux aujourd'hui vous communiquer quelques faits que m'a fait connaître M. Roux, Simon, ex-chirurgien major de la marine, chargé en chef du service de santé à Cayenne à diverses reprises.

Vous savez, Messieurs, l'histoire du guano et l'origine de son emploi dans les dermatoses. Deux nègres lépreux furent mis en liberté par leur maître et repoussés partout, se mirent à travailler dans un dépôt de guano. Au bout de quelque temps ils se présentèrent à leur maître dans un état satisfaisant. Pour nous cette guérison est apocryphe; cependant ce moyen étant préconisé par des médecins recommandables, M. Goriena, riche planteur voulut l'employer sur un nègre auquel il était très-attaché. Il fit venir de Bordeaux un tonneau de guano et aussitôt cet homme, doué de beaucoup d'énergie, se fit de cette substance une litière dans laquelle il s'enterrait nuit et jour. Il se frictionnait avec du guano, et buvait même une sorte de tisane de guano. Pendant deux ans ce malheureux persévéra dans ce traitement pour éviter la Carouanie, mais rien ne put enrayer cette affection tuberculeuse.

Les préparations mercurielles, arsenicales sont inutiles. L'iode et surtout sa teinture a seul produit d'assez bons effets dans quelques cas malheureusement trop rares; en somme je crois avec M. Roux, Simon, qu'il n'y a pas d'exemples de guérison de lèpre éléphantiasique, et que la lèpre squammeuse est presque aussi rebelle dans les pays chauds.

Un jour, dans le Brésil, le bruit se répandit que la morsure du crotale pouvait guérir de la lèpre. Un ancien membre de notre compagnie, mort au Brésil dans une haute position, cite dans son livre sur les maladies de cette belle contrée, une expérience curieuse. Un lépreux entra, devant une commission de médecins, dans la cage d'un de ces reptiles vénimeux si communs au Brésil, et se fit mordre sur une partie recouverte de nombreux tubercules. La mort fut le résultat de cette épreuve, mais la marche de l'empoisonnement fut très-lente. D'autres expériences (que je crois peu dignes de notre créance) tendent à démontrer que des lépreux ont éprouvé un certain soulagement de cette terrible morsure.

On sait que le curare est une composition dans laquelle entrent le venin de quelques serpents, les sucs du sablier, du mancenilier, de l'assacou. Ce dernier a été employé dans la lèpre par une commission composée des trois médecins les mieux famés du Para; aussi regardons-nous leur relation comme très-digne de confiance. Les faits qui y sont relatés ont été vérifiés par par M. le consul de France, qui, dans cette circonstance, a montré pour la science et l'humanité le zèle le plus empressé.

Nous ne pouvons donner ici tout au long l'histoire des quatre malades qui ont été soumis au traitement par l'assacou; nous nous bornerons à faire connaître comment on est parvenu à la connaissance de ce nouveau médicament.

José de Longa, Gomès, âgé de 33 ans, né au Para, d'un tempérament lymphatique, a mené une vie déréglée, et a été plusieurs fois atteint de maladies syphilitiques.

Il y a trois ans, dit la commission, José Gomès se croyant atteint d'une affection herpétique, entra à l'hôpital de la Charité; mais M. Malcher ayant reconnu qu'il était atteint d'une lèpre tuberculeuse, ordonna qu'il fût évacué sur l'hôpital de Tucundabo. Ce malade parvint à s'enfuir de cet asile, et s'enfonça dans l'intérieur de la province pour y rechercher les moyens de terminer ses jours.

José Gomès errait depuis quelque temps à travers les solitudes immenses qui séparent les deux océans, lorsqu'il fit la rencontre d'un homme qui lui proposa la guérison de sa lèpre par l'*Assacu*. Dégoûté de la vie et réduit au désespoir par l'horrible maladie qui le défigurait, il accepta..... tout en doutant beaucoup du résultat, mais espérant mettre fin à ses jours par le violent poison qu'on lui proposait pour remède. Il n'en fut rien cependant, et son état s'améliora au point qu'il osa rentrer dans le sein de la société dont il avait été banni.

Voici dans quel état les docteurs Malcher et Valle Guimaroes trouvèrent le malade à son retour au Para : haleine fétide, voix rauque, amygdales enflées, membrane muqueuse des fosses nasales ulcérée dans plusieurs points : les extrémités des doigts avaient perdu leur forme, les ongles étaient recourbés, le visage tuméfié, basané, plein de rides, la difformité de la physionomie repoussante. Les cartilages des oreilles étaient gonflés et couverts de tubercules, la peau des sourcils, du nez, du menton et des lèvres était épaisse, basanée et luisante. Les jambes étaient enflées; la peau dure, insensible, couverte de rides transversales. Les pieds gonflés aussi et couverts de croûtes et d'ulcères, les orteils ulcérés laissaient découler une sanie purulente, rougeâtre et ressemblant à de la lavure de viande.

Examiné de nouveau deux mois après cette première

enquête, la commission remarqua que l'intumescence des pommettes et du front avait disparu et que les membres abdominaux étaient dans le même état. Le changement présenté par la face, le tronc et les membres supérieurs était considérable et faisait espérer que si José Gomès continuait à faire usage du remède, il pourrait arriver à un rétablissement complet.

Ce premier résultat de l'emploi de l'*assacu*, était bien fait pour encourager MM. Malcher et Valle Guimaroes à continuer leurs expériences. Ils choisirent, en conséquence, à l'hôpital de la Miséricorde, quatre malades atteints de diverses espèces de lèpre, pour continuer leurs études cliniques :

1º Antoine-Hilarion Martin, de race blanche. — Lèpre tuberculeuse, héréditaire.

. 2º Raymond Gonzalve d'Acunha, de race blanche. —Après plusieurs infections syphilitiques, est atteint de lèpre tuberculeuse très-grave ; ulcères des fosses nasales, de la gorge, haleine fétide, voix rauque, ulcères dans diverses parties du corps, chute et résorption des phalanges des doigts et des orteils.

3º Domingo, Manoel, nègre créole, esclave de Jean-Henriquez da Sylva Lavaredo, présente sur diverses parties du corps, des taches rougeâtres avec une chaleur et prurit insupportables ; ces taches étaient apparues après des chancres syphilitiques. Traitée méthodiquement, cette affection disparut ; mais il survint quelque temps après des tubercules sur le front, le nez, les oreilles et bientôt tout le cortége de la lèpre tuberculeuse.

4° Marie de Rosaire, négresse, appartenant au sieur Henriquez Diniz, présente sur diverses parties du corps des taches de *mal rouge*, que l'on croit d'abord vénériennes et qui résistent à tout traitement. Enfermée à l'hôpital des lépreux, elle y est traitée par l'*assacu*, et ne tarde pas à voir son état s'améliorer.

Les quatre malades ci-dessus mentionnés furent soumis en même temps au traitement par le suc blanc et laiteux du sablier. Le premier jour ils prirent à six heures du matin un vomitif d'assacu. — Aussitôt ils sentirent une grande secousse accompagnée d'un frisson, puis une grande chaleur qui s'étendait sur le visage et la poitrine, enfin une forte envie de vomir. Les vomissements commencèrent dix minutes après et se renouvelèrent de 10 à 15 fois. On donna à quatre reprises de l'eau tiède pour les favoriser. Dans l'intervalle des vomissements, trois malades perdirent une assez grande quantité de sang par les narines. Tels sont les résultats immédiats que l'on observe après l'administration de ce terrible médicament. Quant aux résultats définitifs ils furent assez favorables pour décider le gouvernement français à l'expérimenter dans une de ses colonies.

Sur une invitation de M. l'ordonnateur de la Guyane, M. Roux, Simon, se procura facilement de l'assacu qui n'est autre chose que le suc laiteux du sablier, arbre qui croît en abondance dans les forêts de l'Amérique méridionale ; il l'administra aux doses prescrites par les médecins du Para, mais il fut bientôt forcé d'y renoncer à cause des violents vomissements accompagnés d'hémorrhagie, et des effets toxiques de ce nouveau médicament.

Les doses indiquées par les médecins du Para étaient-elles réellement trop élevées ou l'extrait employé par les médecins français de la Guyane était-il beaucoup plus actif ? Il serait possible que des expériences reprises avec prudence amenassent quelques heureux résultats !

Je terminerai cette communication par un mot sur l'affection si commune en Amérique et en Afrique sur l'éléphantiasis des Arabes, la jambe des Barbades. Cette localisation du mal tuberculeux ne se fait pas constamment sur les membres inférieurs, nous l'avons vue se déclarer sur les seins chez des femmes malgaches, sur les bourses chez un jeune créole de Maurice, qui étudiait en médecine à Montpellier.

La lecture des observations particulières publiées sur cette maladie est seule propre à donner une idée exacte des différences et des nuances multipliées qu'offrent les phénomènes morbides suivant les idiosyncrasies.

Comme Larrey, Clot-Bey et d'autres, nous n'admettons pas que l'éléphantiasis des Arabes soit une simple manifestation ou une variété de la lèpre. Cette dernière se rattache à une condition générale de l'individu, tandis que l'éléphiantiasis du scrotum, des membres inférieurs, peut être attribué à un état local assez commun à certaines contrées.

Les opérations pratiquées dans les cas d'éléphantiasis des jambes, du scrotum réussissent ordinairement ; tandis que chez les lépreux, chez lesquels une diathèse spéciale tend à reproduire le mal , une simple excoriation revêt bientôt le caractère d'un ulcère rongeant.

« Quand une jambe est prise d'éléphantiasis , dit M. Roux Simon , on peut amputer. Je l'ai fait quatre fois à l'hôpital de Cayenne , toujours avec succès. On me disait qu'au bout de cinq ans j'aurais une récidive, je n'ai pas constaté ce fait sur ces jambes : il y avait des végétations semblables à des mousses, des stalactites irisées de la plus grande beauté et que le règne végétal ne peut égaler. C'était fort beau, mais cela faisait mal à voir , tant nous sommes peu habitués en Europe à voir la peau subir de pareilles altérations. * »

* Roux, Simon, *Observations inédites.*

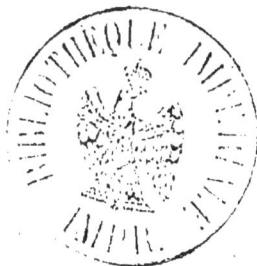

Marseille. — Typ. et Lith. Barlatier-Feissat et Demonchy, place Royale , 7 A.